Teklu Lemessa

Fenómeno de desvio e seus factores associados na Etiópia

Teklu Lemessa

Fenómeno de desvio e seus factores associados na Etiópia

ScienciaScripts

Imprint

Cover image: www.ingimage.com

This book is a translation from the original published under ISBN 978-620-2-06073-8.

Publisher:
Sciencia Scripts
is a trademark of
Dodo Books Indian Ocean Ltd. and OmniScriptum S.R.L publishing group

120 High Road, East Finchley, London, N2 9ED, United Kingdom
Str. Armeneasca 28/1, office 1, Chisinau MD-2012, Republic of Moldova, Europe
Printed at: see last page
ISBN: 978-620-7-87522-1

FENÓMENO DE BYPASSING E FACTORES ASSOCIADOS ENTRE PACIENTES DE HOSPITAIS PÚBLICOS, ZONA DE SHEWA NORTE; REGIÃO DE AMHARA, ETIÓPIA CENTRAL; UM ESTUDO TRANSVERSAL DE BASE HOSPITALAR

Autores: Teklu Lemmesa[1] (Bsc,MPH), Waju Beyene[2] (Bsc,MPH),Yohannes H/Michael(Bsc,MPH)[3]

Autor correspondente : Teklu Lemessa (tekluwh@gmail. com)

[1] Iniciativa de Parceria para a Educação Médica (MEPI), Universidade de Adis Abeba, Adis Abeba, Etiópia, tekluwh@gmail.com

[2] Faculdade de Saúde Pública e Ciências Médicas, Universidade de Jimma, Jimma, Etiópia, dagimwaju@gmail.com ,

[3] Faculdade de Saúde Pública e Ciências Médicas, Universidade de Jimma, Jimma, Etiópia, yohannes.h.michael@gmail.com

RESUMO

ANTECEDENTES: Os sistemas de encaminhamento são factores determinantes para a relação custo-eficácia, a eficiência e a qualidade dos cuidados prestados aos doentes. A prestação de cuidados de saúde no sistema etíope segue um modelo de três níveis. No entanto, foram identificadas lacunas no sistema de encaminhamento como áreas a melhorar no futuro.

MÉTODOS: De fevereiro a março de 2010, foi realizado um estudo transversal de base hospitalar em 385 doentes recém-registados nos serviços de consulta externa de três hospitais públicos. Foi utilizada uma técnica de amostragem aleatória sistemática para selecionar os participantes. Os dados foram analisados utilizando o Statistical Package for Social Sciences for Windows versão 16.

RESULTADOS: De um total de 385 inquiridos, 324 (84,2%) eram doentes não referenciados. Destes, 264 (68,6%) contornaram o sistema de referenciação. A residência [AOR = 4,22, Intervalo de Confiança (IC) de 95%: 2,02, 8,54]**, a** qualidade percebida em relação aos cuidados de saúde públicos locais [AOR = 1,78, IC de 95%: 1,34, 2,59] e a gravidade percebida da doença [AOR = 2,1, IC de 95%: 1,34, 3,47] foram considerados factores determinantes para a fuga ao sistema.

CONCLUSÕES: Uma percentagem mais elevada de novos doentes que visitam os hospitais são "bypassers". Além disso, foi identificado um fraco mecanismo de feedback entre os estabelecimentos de nível inferior e superior. A necessidade de profissionais de saúde mais qualificados e competentes foi identificada como uma das razões mais importantes para o bypass. Os responsáveis pelo planeamento dos cuidados de saúde e os decisores políticos devem racionalizar e reforçar o sistema de encaminhamento.

PALAVRAS-CHAVE: De passagem; encaminhamento; sistema de encaminhamento; Hospital; Zona Norte de Shewa; Etiópia.

INTRODUÇÃO

O sistema de referenciação é uma componente essencial da qualidade dos cuidados clínicos em qualquer sistema de saúde. É um fator determinante para a relação custo-eficácia, a eficiência e a qualidade dos cuidados prestados aos doentes num sistema de saúde que contribui para elevados padrões de cuidados, limitando a sobremedicação, permitindo uma divisão eficiente das tarefas entre generalistas e especialistas, libertando os especialistas para desenvolverem os seus conhecimentos especiais e diminuindo o custo dos cuidados médicos (1, 2). No entanto, as investigações sobre a utilização dos cuidados de saúde para doenças comuns e cuidados preventivos nos países em desenvolvimento sugerem que os doentes ignoram frequentemente as instalações de primeiro nível a favor de centros de saúde e hospitais de nível superior, apesar de um tempo adicional substancial e custos financeiros (3- 5).

O bypassing é um fenómeno em que os doentes recebem serviços médicos de uma unidade de saúde situada mais longe do que a mais próxima da sua residência. A utilização de profissionais e instalações urbanas, em particular, por residentes rurais suscita preocupações compreensíveis entre os decisores políticos e os clínicos rurais, uma vez que priva os profissionais locais e a comunidade local de receitas, tanto direta como indiretamente. Em casos extremos, o bypass pode resultar em reduções do número de profissionais de saúde e da gama de serviços médicos oferecidos, ou mesmo no encerramento de hospitais (6).

Na pirâmide dos sistemas de saúde, os hospitais nacionais são o ponto final de uma hierarquia de referenciação, estando o hospital distrital ou centro de saúde na base da pirâmide. O movimento entre os níveis da pirâmide ocorre, teoricamente, por encaminhamento e de acordo com a necessidade (7, 8).

As unidades de cuidados primários próximas das comunidades e os hospitais distritais designados como centros de referência são vistos como uma forma eficaz de alargar a cobertura dos serviços em países com recursos limitados, com poucos hospitais e escassez de médicos. (9-11).

A política de saúde do governo de transição da Etiópia enumerou políticas e estratégias gerais especificadas, entre as quais afirma que o sistema de encaminhamento deve ser desenvolvido através da otimização da utilização das instalações de cuidados de saúde a todos os níveis, melhorando a acessibilidade dos cuidados de acordo com as necessidades (12,13) .

O Programa de Desenvolvimento do Sector da Saúde (HSDP) IV da Etiópia introduziu um sistema de prestação de cuidados de saúde de três níveis que se caracteriza por uma unidade de cuidados de saúde primários (PHCU), que inclui um hospital primário, um centro de saúde e cinco postos de saúde satélites ligados entre si por um sistema de encaminhamento, e depois um hospital geral e um hospital especializado (de ensino) na ponta da pirâmide. O desenvolvimento de sistemas eficazes de referenciação de doentes é uma das questões importantes de saúde pública nos países em desenvolvimento. Os critérios para determinar o nível de prestação de cuidados baseiam-se na epidemiologia, ou seja, na frequência e gravidade da doença e no custo unitário da prestação de serviços em cada nível (14,15,16,17) (Figura 1).

Apesar da existência de uma hierarquia piramidal no sistema de prestação de cuidados de saúde, pouco se sabe sobre a funcionalidade do sistema de referenciação na Etiópia e também não existem directrizes de referenciação documentadas no país. Por conseguinte, este estudo tem como objetivo apresentar a situação atual do fenómeno do bypass nos hospitais e pode também ajudar indiretamente a fornecer informações aos decisores políticos para que estes possam analisar o funcionamento do sistema de encaminhamento.

MÉTODO

Área de estudo e período de estudo

O estudo foi realizado na zona de North Shewa, na região de Amhara, entre 1 de fevereiro de 2010 e 30 de março de 2010. A zona de North Shewa era uma das 11 zonas da região de Amhara, na Etiópia, situada a 130 km da capital, Adis Abeba. A zona tem 3 hospitais públicos, um zonal e dois distritais, 42 centros de saúde e 334 postos de saúde.

Foi utilizado um projeto de estudo transversal baseado numa unidade de saúde que inclui métodos quantitativos e quantitativos. A dimensão da amostra foi determinada pela fórmula de proporção de uma única população com uma taxa de referenciação de 50%, um intervalo de confiança de 95% com uma margem de erro de 5% e uma taxa de não resposta de 5%. A dimensão da amostra foi distribuída por cada hospital com base na proporção do fluxo de doentes. Os informadores-chave foram seleccionados propositadamente com base nas suas experiências maduras. Os dados quantitativos foram recolhidos por estudantes com formação na área da saúde e supervisionados por enfermeiros seniores, utilizando um questionário estruturado desenvolvido através da revisão da literatura adequada.

Cada paciente do estudo foi selecionado por amostragem aleatória sistemática, tomando um em cada quatro pacientes do hospital zonal e um em cada três pacientes do hospital distrital nas salas de triagem, fornecendo os números de identificação e seguindo-os nos departamentos de pacientes externos (OPD). Foi utilizada uma escala de Likert de cinco pontos (5 = muito mau, 4 = mau, 3 = razoável, 4 = bom e 5 = muito bom) para avaliar o nível de satisfação com os cuidados de saúde locais, utilizando 8 itens de perguntas.

Os dados foram introduzidos no computador e analisados com recurso ao SPSS 16 for window. Foram efectuadas regressões logísticas bivariadas e múltiplas para avaliar a associação estatística. Os dados qualitativos foram recolhidos pelo investigador principal e analisados por temas ou opiniões. Foi obtida autorização ética do comité de autorização ética da Faculdade de Saúde Pública e Ciências Médicas da Universidade de Jimma, e foi obtida uma carta de autorização do Gabinete de Saúde da Zona Norte de Shewa e dos respectivos hospitais. Foi obtido o consentimento verbal dos doentes e dos informadores-chave antes da realização da entrevista.

RESULTADOS

Características sócio-demográficas

Participaram no estudo 385 doentes, o que corresponde a uma taxa de resposta de 95,2%, com um rácio de homens para mulheres de 1,4. 238 (61,8%) eram os próprios doentes e 147 (38,2%) eram prestadores de cuidados ou familiares. A maioria dos inquiridos situava-se no grupo etário dos 17-30 anos (49,1%), com uma média de idades de 34,4 ± 14,7 anos, variando entre 30,6 + 12,9 anos na zona urbana e 37,6 +15,4 anos na zona rural. Cento e cinquenta e dois (39,5%) dos inquiridos eram agricultores. Cento e cinquenta e seis (40,5 %) dos inquiridos têm um rendimento mensal médio de 101-500 Birr etíopes (Quadro 1).

Experiências dos doentes

De um total de 385 inquiridos, 281 (73,9%) estavam satisfeitos, enquanto os restantes 104 (27%) responderam que não estavam satisfeitos. Duzentos e setenta e cinco (71,4 %) dos inquiridos estavam num raio de 10 km da sua residência. 233 (60,5 %) dos inquiridos precisavam de menos de 1 hora, seguidos de 85 (22,1 %) e 67 (17,4

%) que precisavam de 1-2 horas e mais de 2 horas para chegar ao centro de referência, respetivamente. O tempo médio de deslocação a pé até à instituição de saúde mais próxima foi de 68,1±75,6 minutos, com um mínimo e um máximo de 5 e 420 minutos.

Ultrapassar as proporções

De um total de 385 participantes, 324 (84,2%) chegaram aos hospitais de referência sem qualquer encaminhamento, dos quais 264 (68,6%) contornaram o sistema de encaminhamento. A proporção de by passers foi mais elevada entre os doentes que visitaram o hospital zonal (n=172, 65,2%), enquanto foi de 92 (34,8%) entre os doentes que visitaram os hospitais distritais. (Tabela 2).

Razões para passar

As razões para a evicção foram bastante diversas. Entre elas, 24,9% disseram que procuravam um serviço de melhor qualidade, (22,7%) disseram que o serviço não estava disponível nas unidades de saúde locais e (23,0%) disseram que havia falta de informação sobre o sistema de encaminhamento, entre outras (Quadro 3).

Factores associados ao bypassing

A residência também foi considerada significativa nos modelos de regressão logística múltipla. (AOR=0,185, 95% CI = (0,098, 0,347)). Verificou-se que o nível de instrução dos inquiridos é um fator determinante para a evicção. Os inquiridos que possuíam um diploma têm mais probabilidades de contornar as unidades de saúde mais próximas do que os inquiridos que possuíam um diploma ou mais (OR=0,489, 95% CI =(0,166,1,443), mas não existe qualquer diferença no contorno entre os inquiridos que são analfabetos ou que concluíram o ensino primário ou secundário. A análise ajustada revelou que o nível de escolaridade não era um fator determinante para o comportamento de evitamento dos doentes. Além disso, o tipo de hospital escolhido pelos doentes para a doença atual foi um dos factores determinantes da evicção. Verificou-se que os doentes que visitaram o hospital zonal evitaram as unidades de saúde locais em comparação com os doentes que visitaram o hospital distrital (OR=1,622, 95% CI= (1,2,633)).

Verificou-se que os inquiridos com rendimentos familiares entre 501 e 1000 Birr Etíopes (ETB) evitavam mais a unidade de saúde pública mais próxima do que os inquiridos com rendimentos superiores a 1000

ETB (OR= 0,397, IC= (0,213,0,739)). A análise ajustada deste intervalo de rendimentos revelou-se altamente significativa (AOR= 0,325, IC= (0,160,0,660), P=0,000).

Verificou-se que a satisfação com os cuidados de saúde locais estava significativamente associada à evicção (p=0,004, x2=8,414). Os doentes satisfeitos com os cuidados de saúde locais tinham menos 48% de probabilidades de evicção dos serviços locais do que os que não estavam satisfeitos. (OR=0,526, 95% CI= (0,339, 0,814)) (Quadro 4)

DISCUSSÃO

É defendido um sistema de encaminhamento bidirecional do nível mais baixo de cuidados de saúde para o nível mais elevado (do trabalhador de saúde da aldeia para o posto de saúde, para os cuidados de saúde primários, para o centro de saúde abrangente e para o hospital geral do Estado), exceto em caso de emergência, quando os doentes podem ser encaminhados para qualquer uma das instalações para tratamento imediato. Isto não acontece em muitos dos países em desenvolvimento (18).

Este estudo revelou uma taxa de bypass de 68,6. %, que é inferior ao resultado do estudo de bypass na Nigéria (93%), onde os doentes utilizaram o hospital universitário como primeiro contacto. Esta diferença pode ser atribuída à expetativa de obter um serviço de maior qualidade no hospital universitário sem qualquer referência (19).

Esta constatação é coerente com o resultado do estudo realizado no Sri Lanka, que revelou uma taxa de desvio de 67,7% [5], mas é superior à do estudo de desvio realizado na Tanzânia e à do estudo realizado na Índia, que revelou 44% e 55,7%, respetivamente (20). Por outro lado, um estudo realizado num distrito rural da Tanzânia concluiu que cerca de 12,6% das visitas a estabelecimentos de saúde para doenças comuns (adultos e crianças) representavam uma fuga a um estabelecimento mais próximo. Este valor é inferior, possivelmente devido à maior densidade de unidades de saúde no distrito da Tanzânia estudado por Leonard e colegas e, por conseguinte, a uma maior disponibilidade de unidades preferidas nas proximidades - como sugerido pela constatação dos autores de que o doente médio percorria apenas 2,8 km (só de ida) para contornar a situação, o que é muito inferior ao do presente estudo, em que os doentes precisavam de percorrer 27 km de distância das unidades de saúde locais (21).

Verificou-se que a residência está significativamente associada ao bypassing. Verificou-se que os inquiridos de residência urbana contornavam as unidades locais de cuidados de saúde primários mais do que os residentes rurais. A explicação para este facto é que melhores infra-estruturas e pessoal mais qualificado aumentam as probabilidades de os doentes de uma unidade urbana serem transeuntes. Esta conclusão é consistente com um estudo realizado na Nigéria (19).

Neste estudo, verificou-se que o nível de escolaridade dos doentes não tem qualquer influência no fenómeno de desvio entre grupos, revelando que tanto os instruídos como os não instruídos desviam os níveis mais baixos de cuidados de saúde para obterem cuidados de saúde ao nível do hospital. Este facto é consistente com o estudo realizado na Nigéria e na Tanzânia. As explicações para este fenómeno incluem: o facto de as pessoas terem pouca confiança nos cuidados que receberiam fora do hospital ou a má perceção da qualidade do serviço nas unidades de saúde locais e a falta de um sistema de encaminhamento bem concebido com procedimentos definidos, apoio da gestão e formulários adequados (19, 21).

A ausência de uma associação significativa entre os inquiridos com diferentes níveis de escolaridade neste estudo foi inconsistente com uma descoberta no Quénia, que concluiu que as mulheres com mais escolaridade tendiam a ignorar as instalações municipais em maior número do que as mulheres com menos escolaridade, mas isto pode ter sido confundido com a distância, uma vez que as mulheres com mais escolaridade viviam mais perto da cidade e, por conseguinte, mais perto dos hospitais urbanos preferidos - tal como referido pelos autores (3).

O rendimento familiar entre o 25.º e o 50.º percentil foi considerado um fator significativo para a evicção, o que pode ser explicado pelo facto de os doentes com um rendimento familiar inferior ao 1.º quartil (grupo com rendimentos mais baixos) poderem visitar as unidades de saúde locais por não poderem pagar e os doentes acima do 3. Esta conclusão não é coerente com um estudo realizado na Tanzânia e no Sri Lanka, que não mostrou qualquer associação entre a riqueza e os diferentes grupos de rendimento, dado o custo e o esforço envolvidos na deslocação a uma unidade de saúde mais distante.

A explicação para a ausência de associação no primeiro caso foi o facto de a população estudada ser relativamente homogénea em termos de posse de bens e de características demográficas (etnia, ocupação, etc.), o que pode, em parte, explicar a falta de associação entre a riqueza e a evicção. O segundo indicou que não existem diferenças na evicção dos serviços públicos de cuidados primários mais próximos entre o grupo mais pobre e o menos pobre (5, 22).

Em contrapartida, um estudo efectuado no Chade revelou resultados diferentes das explicações acima referidas, revelando que as pessoas mais pobres das zonas rurais tendem a contornar as instalações para se dirigirem a instalações de qualidade inferior e a fornecedores de preços mais baixos (11).

A perceção da gravidade da doença foi considerada um forte fator de evitamento. Os inquiridos que consideram a doença atual grave têm mais probabilidades de contornar as unidades de saúde pública mais próximas. Este facto pode ser atribuído à expetativa dos doentes de obterem tratamento e cura eficazes nos hospitais. A relação entre a gravidade da doença e o facto de contornar os estabelecimentos de saúde parece estar ligada simplesmente ao facto de os indivíduos mais graves estarem mais dispostos a percorrer uma distância maior do que os indivíduos com doenças ligeiras para obterem o que consideram ser cuidados de qualidade. Esta conclusão é coerente com um estudo realizado nas zonas rurais da Tanzânia, que mostrou que os factores associados a um maior risco obstétrico, como a idade superior a 35 anos, o facto de não ter filhos vivos e de ter estado numa casa de espera de maternidade, estavam associados à evicção. Além disso, a forte associação entre a perceção da gravidade e o bypassing foi consistente com uma descoberta do Sri Lanka (5, 22).

Em conclusão, uma proporção mais elevada de novos doentes que visitam os hospitais são "by passers", o que indica o mau funcionamento do sistema de encaminhamento entre os estabelecimentos de nível superior e inferior. A perceção da qualidade dos serviços e a necessidade de profissionais de saúde mais qualificados e competentes nos hospitais de referência foi considerada a principal razão para a passagem. Para obter uma boa perceção da qualidade dos cuidados, a maioria dos pacientes contornou as PHCU e foi diretamente para os hospitais zonais/distritais. Este facto pode levar a uma sobrecarga dos hospitais e, em última análise, a uma má qualidade dos cuidados de saúde.

Além disso, as pessoas muito doentes tendiam a evitar a unidade de saúde mais próxima. A existência de unidades de nível inferior nas proximidades não é suscetível de afetar este comportamento de muitos pacientes. Assim, recomenda-se que os directores das unidades de cuidados primários trabalhem no sentido de reforçar a capacidade das unidades de saúde mais próximas e que o ministério apoie as unidades de todos os níveis para que cumpram os padrões de qualidade de cuidados exigidos ao seu nível, de modo a que o sistema de referenciação funcione.

É bom garantir que os hospitais se concentrem no seu papel de centros de referência e não sejam obrigados a desempenhar funções de centros de saúde. O Ministério da Saúde deve concentrar-se na qualidade das unidades de cuidados de saúde primários, para além da construção e modernização das instalações de saúde, de modo a reter os potenciais utentes a nível local. Os responsáveis pelo planeamento dos cuidados de saúde e os decisores políticos devem racionalizar e reforçar os sistemas de cuidados de saúde.

RECONHECIMENTO

Agradecemos também ao Dr. Mirkuzie Woldie pelos seus comentários úteis e pela sua revisão crítica desde o início até ao fim da finalização do estudo, bem como à Universidade de Jimma por ter patrocinado esta tese e, por último, mas não menos importante, agradecemos a cooperação dos inquiridos e dos colectores de dados.

REFERÊNCIAS

1. Jonathan David Flavier, Development of a Health Referral System in Southern Lytle: The Panaon Island Case, 2004, disponível em http:// ihpds.upm.edu.ph /projects/ proj 2004panaon.php (consultado em 15 de janeiro de 2010).
2. B. Sweeney, "Referral System", BMJ, novembro de 1994,309:1180-1181
3. Audo MO, Ferguson A, Njoroge PK. Qualidade dos cuidados de saúde e seus efeitos na utilização dos serviços de saúde materna e infantil no Quénia. Jornal Médico da África Oriental 2005, 82: 547-53.
4. Low A, de Coeyere D, Shivute N, Brandt LJ. Patient referral patterns in Namibia: Identification of potential to improve the efficiency of the health care system (Padrões de encaminhamento de doentes na Namíbia: Identificação do potencial para melhorar a eficiência do sistema de cuidados de saúde). Int J Health Plann Mgmt 2001;16: 243-257.
5. Akin JS, Hutchinson P. Health-care facility choice and the phenomenon of bypassing. Health Policy and Planning 1999,14:

135-51.

6. Jiexin (Jason) Liu et al, Bypass of Local Primary Care in Rural Counties: Effect of Patients and Community Characteristics, Annals of family medicine 2008,VOL. 6, No.2.
7. Kate. Macintyre, David R. Hotchkiss, referral revisited: community financing schemes and emergency transport in rural Africa , Social Science & Medicine 1999, 49 :1473- 1487.
8. K. Grumbach, J. Selby, C. Damberg, A. Bindman, C. Quesenberry, A. Truman, C. Uratsu, "Resolving the gatekeeper conundrum: what patients value in primary care and referrals to specialists", JAMA, 1999, 282:261-266.
9. Koblinsky M, Matthews Z, Hussein J et al. e o grupo diretor da The Lancet Maternal Survival Series. Going to scale with professional skilled care. The Lancet 2006. 368: 1377-86.
10. Jahn A, De Brouwere V: Encaminhamento na gravidez e no parto: Conceitos e estratégias. Estudos em SaúdeServices Organization and Policy 2001, 17:229-246.
11. Paul Bossyns, o sistema de referenciação: Um elemento negligenciado no conceito de distrito de saúde, oito anos de

investigação no terreno na zona rural do Níger. Disponível em http:// www .unon. org/uon/ pdf / thesis , (consultado em 18 de maio de 2010).

12. Política de saúde do governo de transição da Etiópia, Ministério da Saúde, 1993

13. Ministério Federal da Saúde, República Federal Democrática da Etiópia, Plano Estratégico do Sector da Saúde (HSDP III) 2005/6-2009/10.

14. Ministério Federal da Saúde, República Federal Democrática da Etiópia, Programa de Desenvolvimento do Sector da Saúde I (HSDP IV), 2010/11 - 2014/15, Projeto final.

15. Jirra C., Feleke A., Mitike G. ,Health service management for health science students; lecture note series;2003.

16. Hospital e saúde para todos; Organização Mundial de Saúde Relatório Técnico Série 744, relatório do comité de peritos da OMS sobre o papel dos hospitais no primeiro nível de referência, OMS, Genebra 1987

17. Barnum H. Kutzin J. Public hospitals in developing countries: Resource use, cost, financing. Banco Mundial;

Washington DC. 1993.

18. Ransome-Kuti O, Sorungbe AOO, Oyegbite KS et al. Strengthening primary health care at the local Government level. The Nigerian experience. Academy Press, Lagos, 1998; 44-47.

19. T. M. Akande, Referral system in Nigeria: study of a tertiary Health facility, Annals of African Medicine 2004; 3(3): 130 -133.

20. K.L. Leonard e C. Masatu, Variation in the Quality of Care Accessible to Rural Communities in Tanzania, Health Affairs 26, *no. 3 (2007): w380-w392*

21. Organização Mundial de Saúde/UNICEF: Cuidados de saúde primários. "Saúde para todos". Genebra, Organização Mundial de Saúde, 1978, 1:64.

22. Margaret E Kruk et al ,Bypassing primary care facilities for childbirth: a population-based study in rural Tanzania, Health Policy and Planning 2009;24:279-288.

Lista de quadros e figuras

Quadro 1: Características sociodemográficas dos inquiridos, zona norte de Shewa, centro da Etiópia, maio de 2010.

Variável	Número	Percentagem
Respondente		
Doente	238	61.8
Cuidador	147	38.2
Residência		
Urbano	176	45.7
Rural	*209*	54.3
Idade	190	49.4
17 - 30	114	29.6
31 - 45	63	16.3
46 -60	18	4.7
_>61		
Sexo	308	80.0
Masculino	77	20.0
Feminino		
Religião	360	93.5
Ortodoxo	15	3.9
Muçulmano	8	2.1
Protestante	2	0.5
Outros		
Estatuto académico	105	27.3
Analfabeto	57	14.8
Apenas leitura e escrita	76	19.7
Escola primária(1-8)	72	18.7
Ensino secundário (9-12)	47	12.2
Diploma	28	7.3
Grau e superior		
Ocupação	58	15
Funcionário público	28	7.3
Empregado privado	26	6.8
Mulher doméstica	20	5.2
Comerciante	152	39.4
Agricultor	82	21.3
Estudante	13	3.4
Sem emprego	6	1.6
Outros		
Rendimento familiar	13	3.4
<100	156	40.5
101-500	138	35.8
501-1000	78	20.3
>1001		

Quadro 2: Distribuição do estatuto de referência por variáveis sociodemográficas e outras variáveis relacionadas dos inquiridos, zona de North Shewa, Etiópia central, março de 2010,

Variável	Bypass		
	Sim (n=264) N (%)	Não (n=121) N (%)	Total (N=385) N (%)
Idade			
17-30	136(53.1)	54(46.6)	190(51.1)
31-45	75(29.3)	38(32.8)	113(30.4)
46-60	37(14.5)	17(14.7)	54(14.5)
>61	8(3.1)	7(6.0)	15(4)
Sexo			
M ale	142(53.8)	82(67.8)	224(58.2)
Feminino	122(46.2)	39(32.2)	161(41.8)
Residência			
Urbano	145(55.1)	30(24.8)	175(45.6)
Rural	118(44.9)	91(75.2)	209(54.4)
Perceção da gravidade da doença			
Grave	133(51.4)	83(66.0)	216(56.2)
Não grave	126(48.6)	43(35.5)	169(44.5)
Nível de escolaridade			
Analfabeto	66(25.1)	39(32.2)	105(27.3)
Apenas leitura e escrita	39(14.8)	18(14.9)	57(14.8)
Escola primária (1-8)	50(19.0)	26(21.5)	76(19.8)
Ensino secundário (9-12)	53(25.1)	19(15.7)	72(18.7)
Diploma	40(15.2)	7(5.8)	47(12.2)
Grau	15(5.7)	12(9.9)	27(7.0)
Qualidade percebida dos serviços instituição de saúde			
Bom	187(70.8)	72(59.5)	259(67.3)
Pobres	77(29.2)	49(40.5)	126(32.7)
Tempo de comunicação com os			
6H-10H	186(70.5)	76(68.2)	264(58.8)
10H ÀS 14H	43(16.3)	26(21.7)	69(18)
2PM-6PM	35(13.3)	18(15)	53(13.8)
Rendimento familiar			
<100	9(3.4)	4(3.3)	13(3.4)
101-500	96(36.6)	60(50.0)	156(40.8)
501-1000	111(42.4)	27(22.5)	138(36.1)
>1001	46(17.6)	29(24.2)	75(19.6)
Custos de transporte			
Abaixo da média(<36ETB)*	162(71.1)	66(58.4)	228(66.9)
Acima da média (>37ETB)	66(28.9)	47(41.6)	113(33.1)

*1$=13 ,46ETB (moeda durante o período de estudo)

Quadro 3: Razões para não ir às instalações de saúde mais próximas, zona norte de Shewa, centro da Etiópia, março de 2010*.

S .N	Razões para passar	Hospital zonal (n=263)		Hospital distrital (n=122)	
		Número	Percentagem	Número	Percentagem
1	Melhor qualidade de serviço sentida aqui no hospitais	96		43	35.2
2	Pensamento de Serviço requerido não os serviços de saúde locais	72	27.4	25	20.9
3	Os médicos estão disponíveis nos hospitais	75	28.6	60	49.1
4	Benefício esperado dos serviços nos	45	17.1	46	37.7
5	Ausência de serviços de laboratório nas	49	18.6	95	77.8
6	Informação deficiente sobre o sistema de	73	27.8	30	24.6
7	Pensei que era uma perda de tempo visitar o instituição de saúde Renunciou	44	16.7	85	69.6
8		30	11.4	10	8.2
9	Não se sente à vontade com o sistema de saúde local instituição	61	23.2	12	9.8
10	Outro (Sem fé no tratamento	54	20.5	46	37.7

localmente, estado de emergência da doença atual)

*Múltiplas razões apresentadas pelos inquiridos

Quadro 4: Associação do desvio de pacientes entre os inquiridos em hospitais públicos, zona norte de Shewa, centro da Etiópia, março de 2010.

Variável	Bypass		OR bruto (IC95%)	OR ajustado (IC 95%)
	Sim (n=264) N (%)	**Não** (n=121) N (%)		
Idade				
17-30	136(53.1)	54(46.6)	0.456(0.158,1.317)	
31-45	75(29.3)	38(32.8)	0.586(0.198,1.1736)	
46-60	37(14.5)	17(14.7)	0.544(0.173,1.711)	
>61	8(3.1)	7(6.0)	1	
Sexo				
M ale	142(53.8)	82(67.8)	1.806(1.150,2.837)	
Feminino	122(46.2)	39(32.2)	1	
Residência				
Urbano	145(55.1)	30(24.8)	0.271(0.168,0.437)	0.185(0.098,0.347)**
Rural	118(44.9)	91(75.2)	1	
Perceção da gravidade da doença				
Grave	133(51.4)	83(66.0)	1.718(1.101,2.681)	
Não grave	126(48.6)	43(35.5)	1	
Estatuto académico				
Diploma	40(15.2)	7(5.8)	0.489(0.166,1.443)*	0.195(0.057,0.669)
Grau	15(5.7)	12(9.9)	1	1
Estado civil				
Individual	101(38.3)	51(42.1)	0.168(0.017,1.659)	
casado	146(55.3)	65(53.7)	0.148(0.015,1.454)	
Divórcio	16(6.1)	2(1.7)	0.042(0.003,0.619)	
Viúva	1(0.4)	3(2.5)	1	
Qualidade percebida da instituição de saúde pública local				
Bom	187(70.8)	72(59.5)	0.605(0.386,0.949)	
Pobres	77(29.2)	49(40.5)	1	
Rendimento familiar				
<100	9(3.4)	4(3.3)	0.705 (0.199,2.501)	
101-500	96(36.6)	60(50.0)	0.981(0.557,1.727)	
501-1000	111(42.4)	27(22.5)	0.397(0.213,0.739)	0.325(0.160,0.660)
>1001	46(17.6)	29(24.2)	1	
Tempo de deslocação até ao estabelecimento mais próximo <1 hora			0.38(0.216,0.666)p=0.001	
1-2 horas >2 horas			0.57(0.294,1.092) 1	0.843(0.441,1.6129) 0.586(0.300,1.146)

Lista de figuras

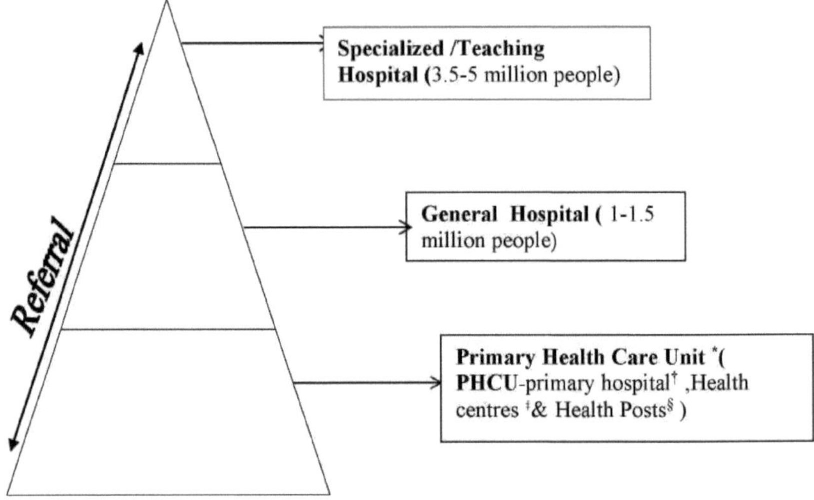

Figura 1-Sistema etíope de prestação de cuidados de saúde a três níveis*

*Também designado por sistema de saúde de Woreda/Distrito para cobrir 60.000-100.000 pessoas *para cobrir 1/15.000-25.000 pessoas §para cobrir 1/3.000-5.000 pessoas

Conteúdo:

NOTAS

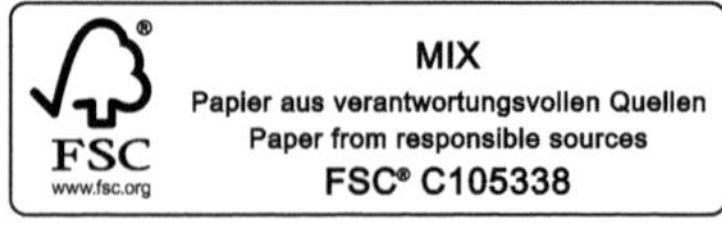

Printed by Books on Demand GmbH, Norderstedt / Germany